네 잘못이 아니야,
나탈리!

책마중 문고
네 잘못이 아니야, 나탈리!

개정판 1쇄 발행일_ 2021년 8월 25일 | 개정판 2쇄 발행일_ 2024년 8월 1일
글쓴이_ 질 티보 | 그린이_ 마리 클로드 파브로 | 옮긴이_ 이정주
펴낸이_ 박진숙 | 펴낸곳_ 작가정신 | 출판등록_ 1987년 11월 14일(제1-537호)
주소_ (10881) 경기도 파주시 광인사길 143 2층
전화_ (031)955-6230 | 팩스_ (031)955-6294
이메일_ kids@jakka.co.kr | 홈페이지_ www.kidsjakka.co.kr

ISBN 979-11-6026-882-9 74860
ISBN 979-11-6026-618-4 (세트)

LA PETITE FILLE QUI NE SOURIAIT PLUS by Gilles TIBO
Copyright ⓒ SOULIÈRES ÉDITEUR, Québec, 2001
Korean Translation Copyright ⓒ Jakkajungsin Publishing Co., 2004
All rights reserved.
This Korean edition was published by arrangement with SOULIÈRES ÉDITEUR(Québec)
through Bestun Korea Agency Co., Seoul, Korea.

이 책의 한국어판 저작권은 베스툰 코리아 에이전시를 통해
저작권자와의 독점 계약으로 작가정신에 있습니다.
저작권법에 의해 한국 내에서 보호를 받는 저작물이므로 무단 전재와 무단 복제를 금합니다.

* 책값은 뒤표지에 있습니다.
* 잘못된 책은 바꾸어 드립니다.
* 어린이작가정신은 도서출판 작가정신의 어린이 도서 브랜드입니다.

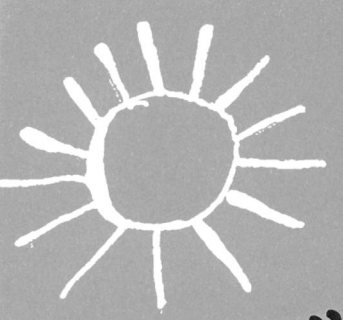

네 잘못이 아니야,
나탈리!

질 티보 글 | 마리 클로드 파브로 그림 | 이정주 옮김

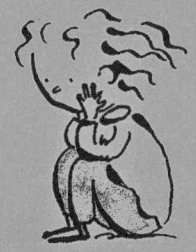

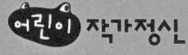

폴린느, 조슬린, 다니엘르, 사브리나, 클로드, 마를렌느, 상드린느, 킴, 나임, 베로니크, 아상드라, 마티유, 스티브, 엘리자베스, 소피, 마크, 루시, 베르나데트, 블랑슈, 레오, 미셸, 마리 클로드, 마농, 조안느, 모드, 비비안느, 위고, 마리에트, 알렉상드라, 스테파니, 플라비, 비올렌느, 로즈, 알리스, 마들렌느, 마리 폴, 앙리에트, 알베르틴느, 이사벨, 크리스틴, 앙드레, 니농, 아누슈카, 장, 마리 피에르, 에디, 모니크, 파비엔느, 신디아, 클로딘느, 마틸드, 조세프, 아멜리, 루이, 세바스티앙, 로즈 에메, 노에미, 엘렌느, 아리안느, 잔느, 소피, 오드리, 카트리나, 샹탈, 실비, 마리, 로르에게……

차례

1 비밀 이야기 ··· 7

2 나의 생활 ··· 12

3 아무것도 하기 싫어요 ··· 14

4 잊어버리기 위해 ··· 20

5 그림 ··· 24

6 모래 위에 그림을 그렸어요 ··· 29

7 혹 ··· 37

8 비밀을 말했어요 ··· 42

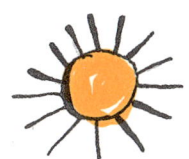

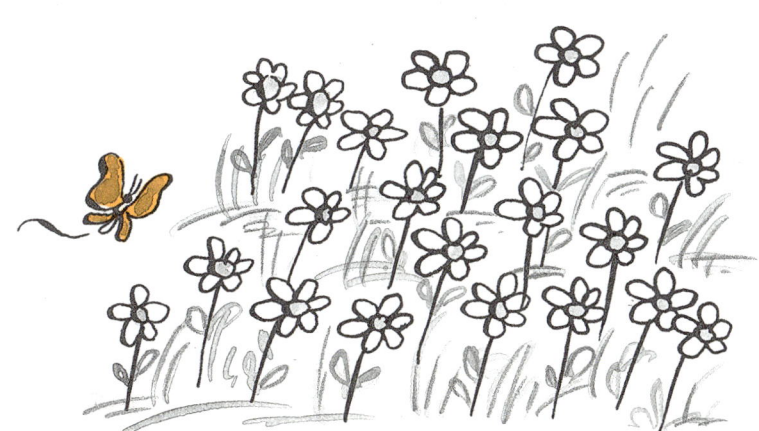

1

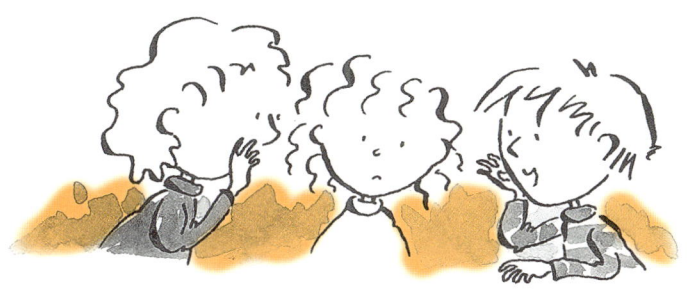

비밀 이야기

내 이름은 나탈리예요. 나는 간단한 비밀 이야기 정도는 친구들이랑 얘기해요. 샹탈이 질베르를 좋아하고, 질베르가 파트리스의 연필을 훔쳤고, 파트리스는 베르나데트를 좋아하지 않고, 베르나데트는 줄리보다 더 커 보이려고 굽 높은 구두를 신는다는 것쯤은 다 알고 있어요. 줄리는 내 단짝이에요. 난 줄리의 모든 비밀을 알아요. 마음속 깊은 이야기까지 말이죠.

줄리도 내 모든 비밀을 알아요. 딱 한 가지만 빼고요. 그건 너무 끔찍해서 아무한테도 말할 수 없는 거예요.

이 끔찍한 비밀은 어떤 아저씨만 알아요. 그 아저씨는 나하고 자주 텔레비전을 봐요. 내가 목욕하면 나를 씻겨 주려고 해요. 그리고 아무한테도 말하지 말라며 사탕이랑 장난감을 사 주고 돈을 줘요.

그 아저씨는 엄마가 우리의 비밀을 알게 되면 더 이상 나를 사랑하지 않을 거라고 말해요. 게다가 경찰이 나를 잡아가서 난 평생 감옥에서 살게 될 거래요.

아저씨는 우리 아빠가 이 비밀을 알게 되면 절대로 나를 보지 않을 거라고 해요. 절대로, 절대로, 절대로…….

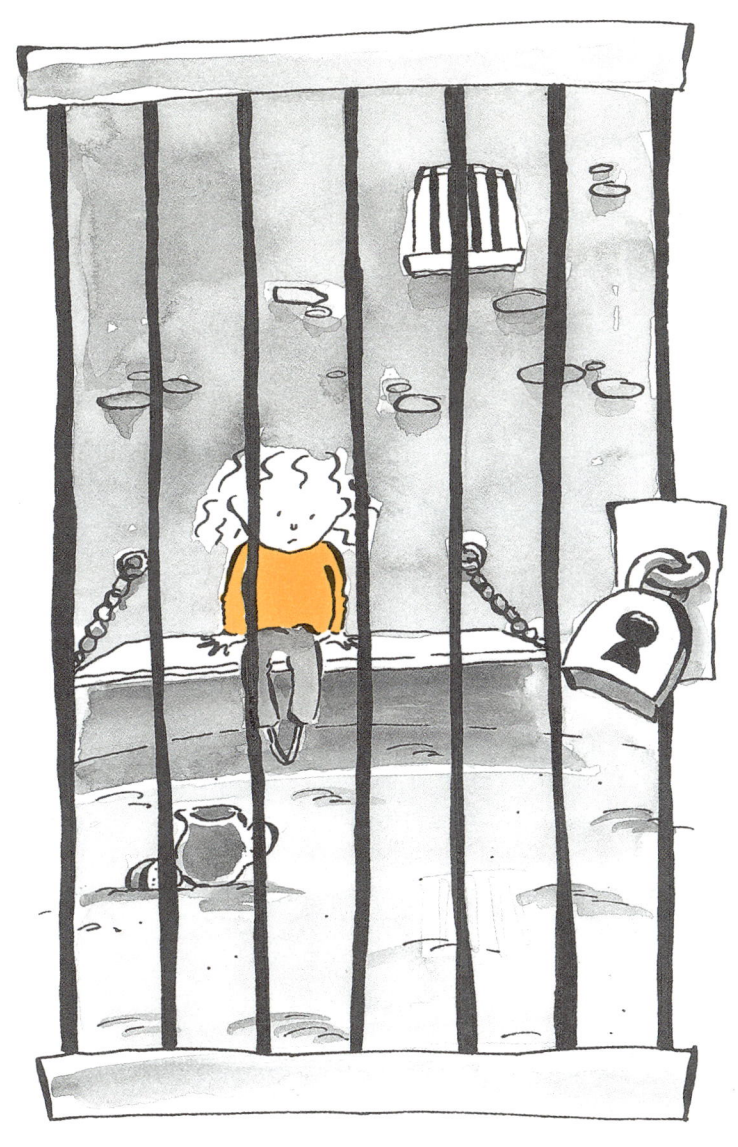

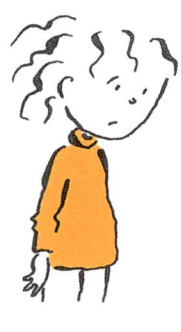
난 무서워요. 정말 무서워요. 그래서 난 누구에게도 이 비밀을 말하지 않아요. 말하고 싶어서 목이 바짝바짝 타지만, 절대로 말하지 않으려고 이를 꽉 물어요.

난 더는 말하지 않아요.
더는 웃지도 않죠.
더는 미소 짓지 않아요.

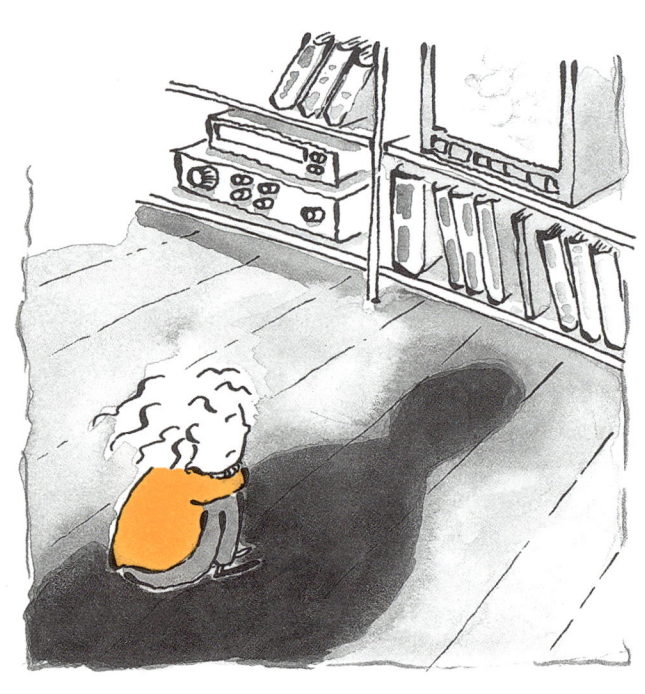

엄마가 물어요.
"나탈리, 너 괜찮은 거니?"
그러면 나는 늘 이렇게 대답해요.
"네, 네……."
내가 사실대로 말하면 엄마가 날 사랑하지 않을까 봐 두려워요.

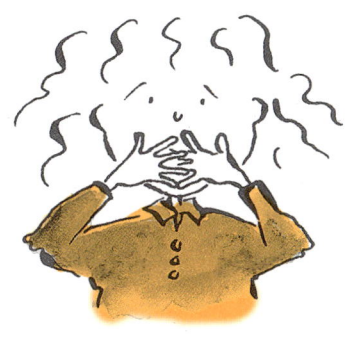

아빠가 물어요.
"나탈리, 괜찮니?"

난 대답하지 않아요.
그저 고개만 끄덕이죠.
비밀이 입 밖으로 새어 나올까 봐
이를 꽉 물어요.

2

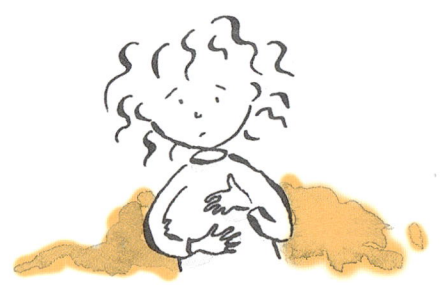

나의 생활

점점 힘들어요. 나의 비밀은 하루 종일 내 안에서 부풀어 올라요. 그 비밀이 내 눈을 막아 버려서 책을 읽을 수가 없어요. 귀도 막아서 아무 소리도 들리지 않아요. 머릿속에도 꽉 차서 다른 걸 생각할 수가 없어요. 가슴에도 비밀이 가득 차서 구역질이 나요.

밤이 되어도 달라지는 건 없어요. 매일 밤마다 잠드는 게 무서워요. 침대에 웅크리고 누워 끔찍한 악몽을 꿔요. 일어날 때마다 땀에 흠뻑 젖어 있죠. 그래서 창문 커튼을 열고 잠깐 동안 창밖을 내다봐요. 밖을 바라보고 있으면 그냥 밑으로, 길바닥으로 뛰어내리고 싶은 생각이 들어요. 유리 인형처럼 산산이 부서지고 싶어요.

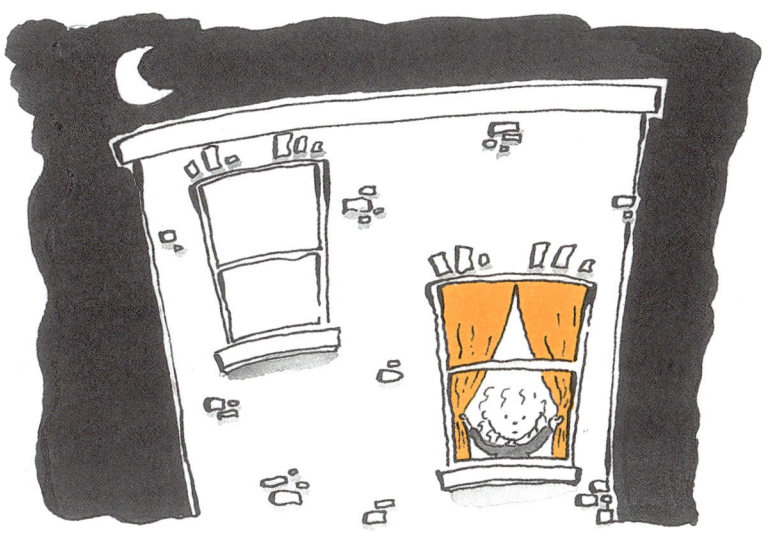

3

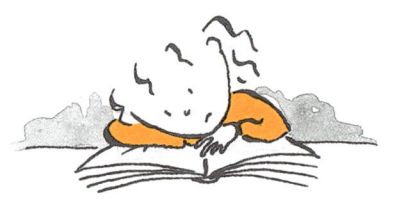

아무것도 하기 싫어요

몇 주하고 며칠이 지났어요. 끔찍한 비밀은 여전히 내 몸 곳곳에 자리 잡고 있어요. 난 더는 아무것도 하고 싶지 않아요. 성적은 바닥으로 곤두박질쳤어요.

엄마, 아빠, 담임 선생님 모두 똑같은 질문을 해요.
"나탈리, 왜 그래? 혹시 무슨 일 있니?"

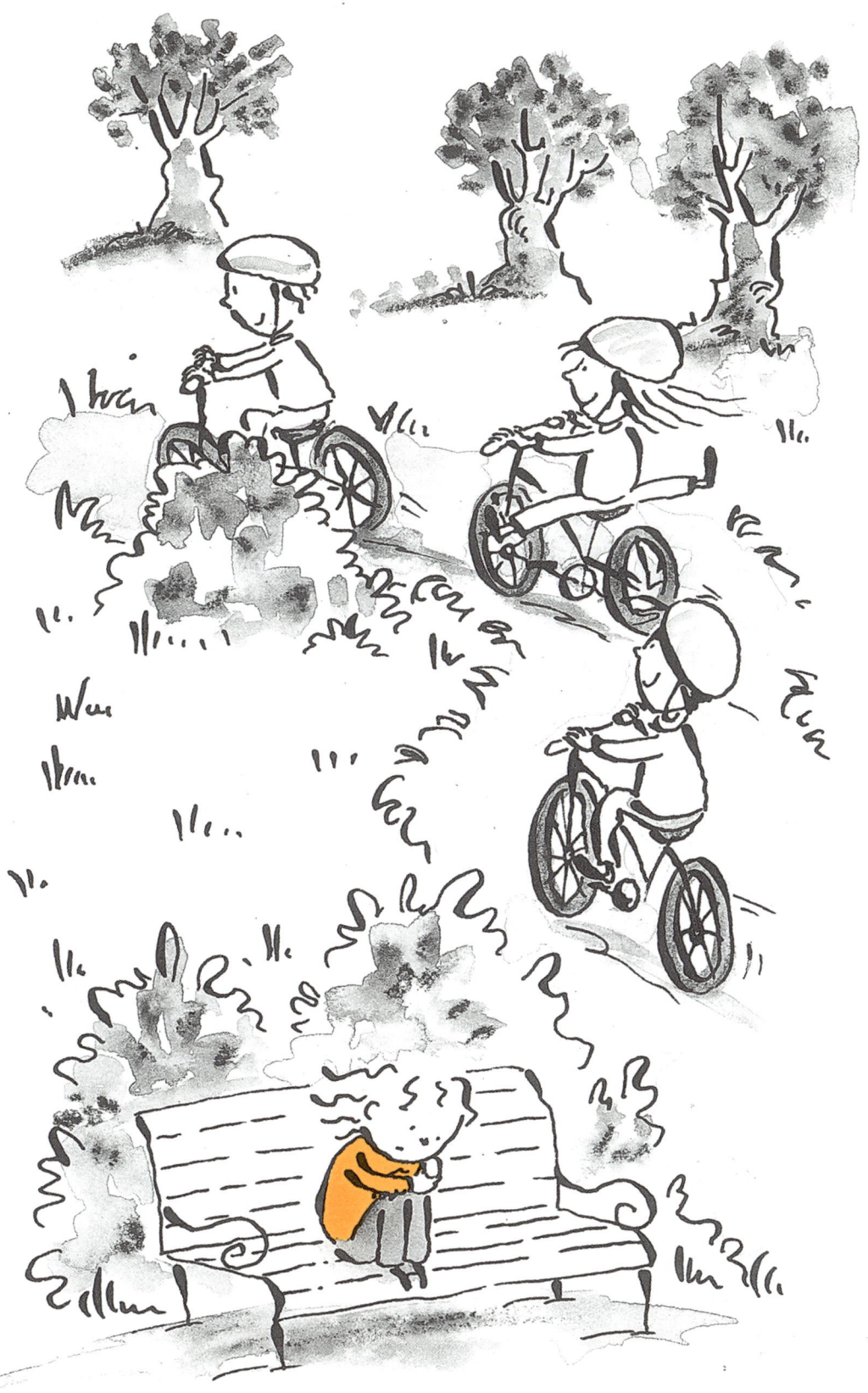

나는 아무도 나를 사랑하지 않을까 봐 무서워요. 감옥에 갈까 봐 두려워요. 그래서 아무렇게나 대답해 버려요. 공부에 집중이 잘 안 되고, 허리가 아프고, 머리가 아프다는 식으로 대충 말해 버려요. 어떤 때는 친구들이랑 사이가 좋지 않아서 그렇다고 말해 버려요.

하지만 모두 다 거짓말이에요. 친구들은 나랑 놀고 싶어 해요. 내가 친구들이랑 놀고 싶지 않을 뿐이에요. 고무줄놀이도 하기 싫고, 자전거 타기도 싫어요. 나 혼자서 끔찍한 비밀을 안고 있어요. 끔찍한 비밀을 다 씹어 버리고, 토해 버리고 싶어요. 입 밖으로, 배 밖으로 끄집어내고 싶어요! 소꿉친구 줄리에게 다 말하고 싶어요. 하지만 줄리에게 말하면 줄리는 베아트리스에게 말하고, 베아트리스는 샹탈과 질베르와 파트리스에게 다 말할 거예요.

그러면 아무도 나를 사랑하지 않을 거예요. 아무도 나랑 말하려고 하지 않을 거예요.

그래서 난 말할 수가 없어요. 그래서 비밀을 속에 꼭꼭 가둬 놓는 거예요. 하지만 이제 비밀이 너무 커져 버려서 숨을 쉴 수가 없어요.

4

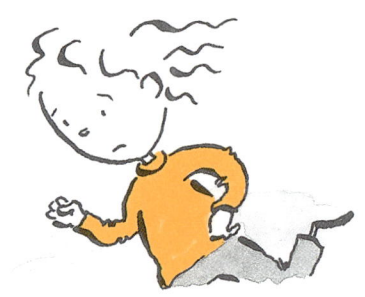

잊어버리기 위해

비밀을 잊어버리기 위해 난 달려요. 학교 운동장, 공원, 길 위를 마구 달려요. 하지만 어디로도 도망칠 수가 없어요. 비밀도 나만큼 빨리 달리니까요. 비밀은 내 뱃속에 있어요. 점점 날 아프게 해요.

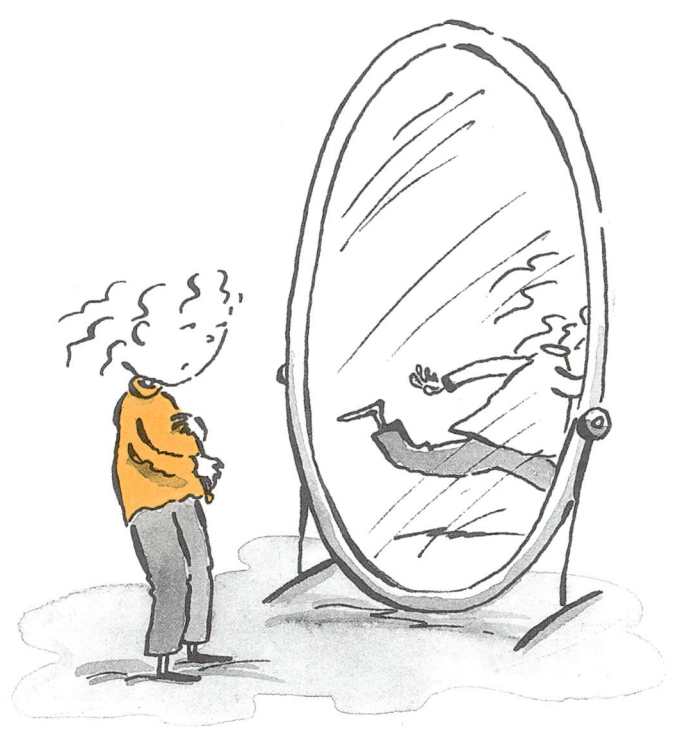

 옷을 갈아입듯이 살갗을 바꿔 버리고 싶어요. 저 멀리 어디론가 가서 지금의 나랑 다른 나탈리가 되고 싶어요…….

난 내가 너무 더러운 것 같아 몇 시간씩 목욕을 해요.
하도 오래 씻어서 더운물이 끊기기까지 해요.

언젠가 내가 아주 위대한 사람이 된다면 사람 속까지 깨끗이 씻어 낼 수 있는 비누를 만들 거예요. 이 더럽고 새까만 비밀을 저 목욕물과 함께 하수구로 내버리고 싶어요. 다시 전처럼 예쁘게 잘 웃는 내가 되고 싶어요. 다시 전처럼 말이에요. 다시 전처럼…….

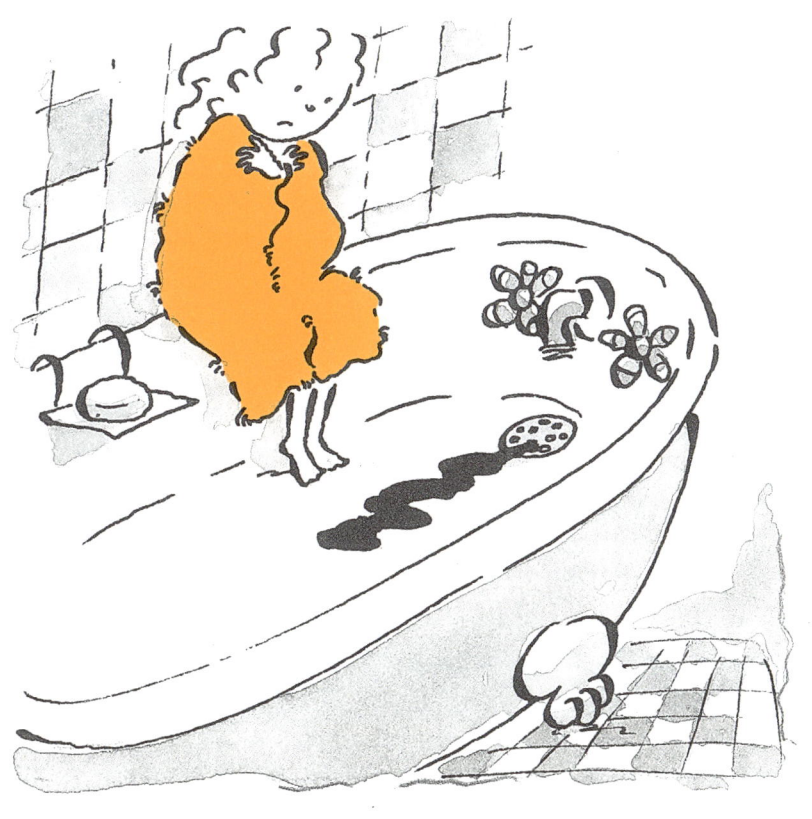

5

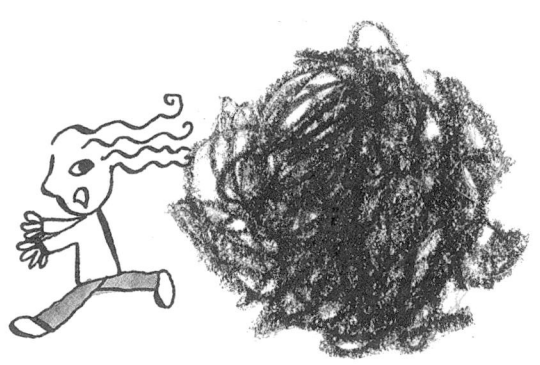

그림

　미술 시간에 새와 꽃과 해님을 그리려고 했어요. 하지만 그릴 수가 없었어요. 어떤 큰 아저씨로부터 도망치는 여자아이를 그렸어요.
　난 그림을 보다가 화가 나서 부르르 떨렸어요. 연필로 아저씨 얼굴을 찍찍 그어 버리고, 여자아이를 잡지 못하게 종이를 찢어 버렸어요. 바닥에 내던져 찢어질 때까지 발로 밟았어요. 친구들이 날 쳐다보며 웃었어요. 친구들은 내가 장난을 치는 줄 알아요.

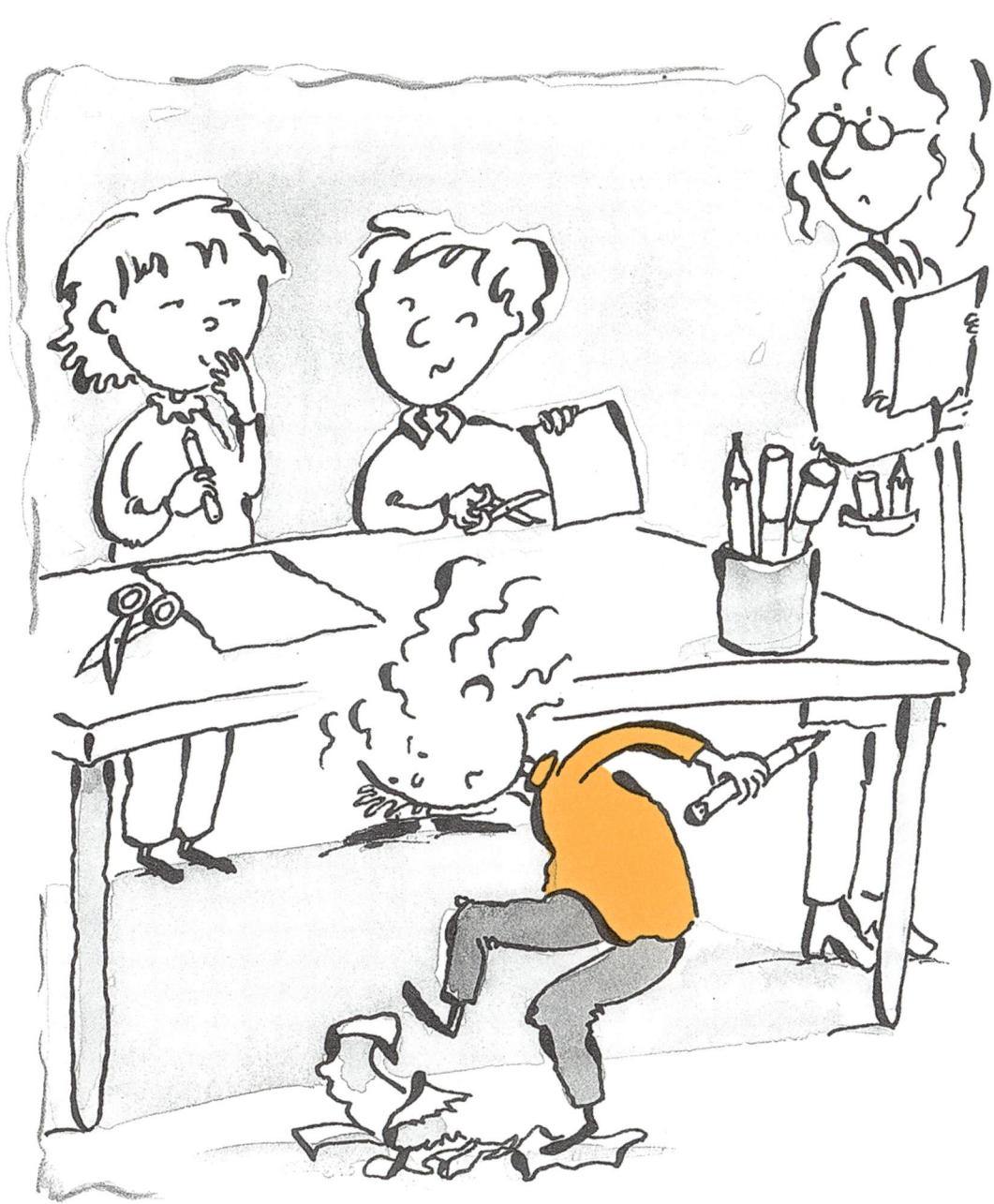

이번에는 아저씨가 없는 그림을 그렸어요. 여자아이 혼자 있어요. 입을 크게 벌리고 있어요. 여자아이가 소리쳐요. 하지만 아무도 그 소리를 듣지 못해요. 왜냐하면 이건 그림이니까요.

미술을 가르치는 코테 선생님이 다가와서 물었어요.

"나탈리, 왜 그림을 찢었니?"

"저…… 아저씨가 여자아이를 못 잡게 하려고요."

"여기 있는 여자아이는 지금 뭘 하고 있는데?"

"소리치고 있어요."

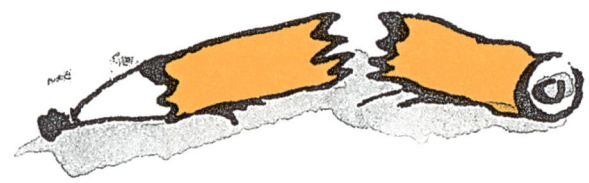

"뭐라고 소리치고 있니?"

"아이가 소리쳐요. 비밀을 말하고 있어요. 무서운 비밀을요……!"

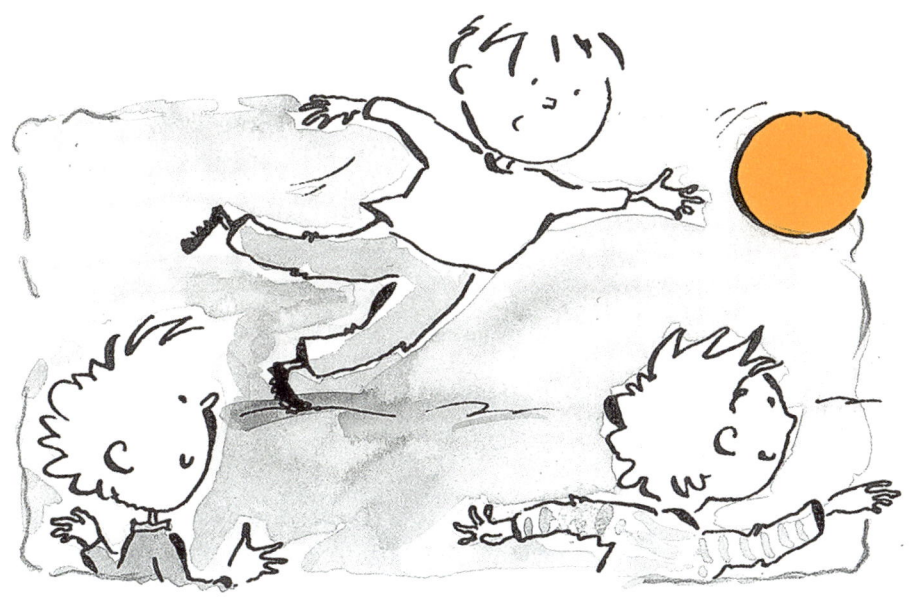

쉬는 시간 종이 울렸어요.

난 바닥에 연필을 떨어뜨리고 밖으로 달려 나갔어요. 담벼락에 기대서서 웃고 뛰노는 아이들을 바라봤어요.

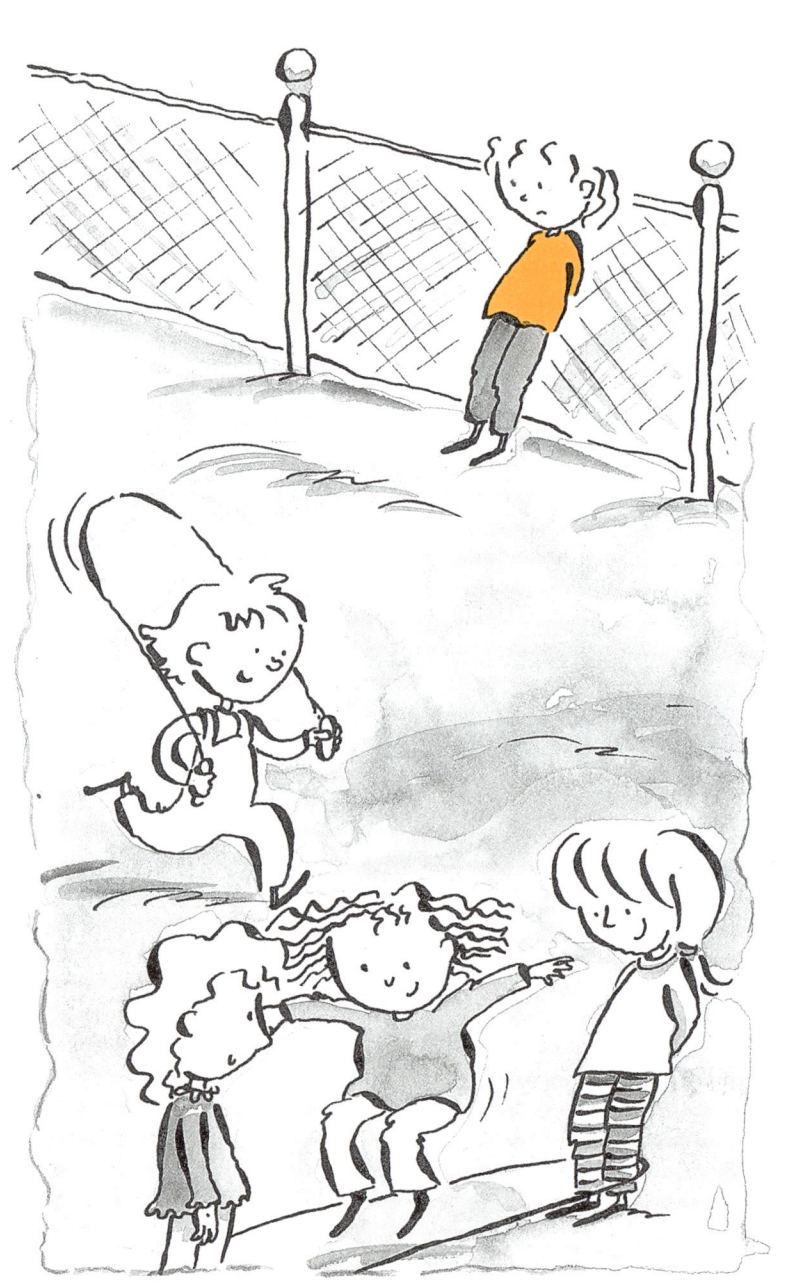

6

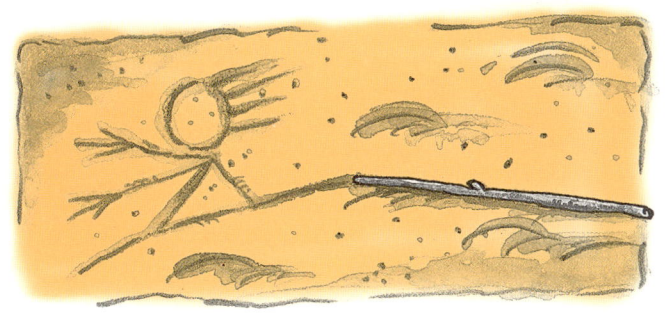

모래 위에 그림을 그렸어요

코테 선생님이 다가왔어요. 코테 선생님은 참 좋은 분이에요. 선생님이 말했어요.

"나탈리, 그림을 참 잘 그리더구나."

"네……. 고맙습니다."

"너의 다른 그림도 보고 싶은데……."

"네?"

"그림을 그려서 선생님한테 보여 줄 수 있겠니?"

"언제요?"

"언제든지 네가 하고 싶을 때."

 나는 대답하지 않았어요. 담벼락을 따라 걸었어요. 선생님은 조용히 내 뒤를 따라왔어요. 선생님이 말했어요.

 "다시 한 번 그림을 그려 줄래? 내가 본 것 중에서 제일 예쁜 그림일 거야."

 난 땅바닥에 앉아 나뭇가지를 들고 모래 위에 무언가를 그리기 시작했어요. 그건 아주 다리가 긴 여자아이같이 생겼어요. 코테 선생님이 말했어요.

 "선생님한테 선생님이 모르는 이 여자아이의 이야기를 해 주지 않겠니?"

 "이건 어떤 여자아이의 이야기예요……. 그 여자아이는 늘 악몽을 꿔요. 아이는 밤마다 마룻바닥이 삐거덕거려 잠을 자지 못해요."

 "마룻바닥이 삐거덕거려?"

 나는 대답하지 않았어요. 그냥 여자아이를 지워 버렸어요. 다시 떨리는 손으로 커다란 아저씨를 그렸어요.

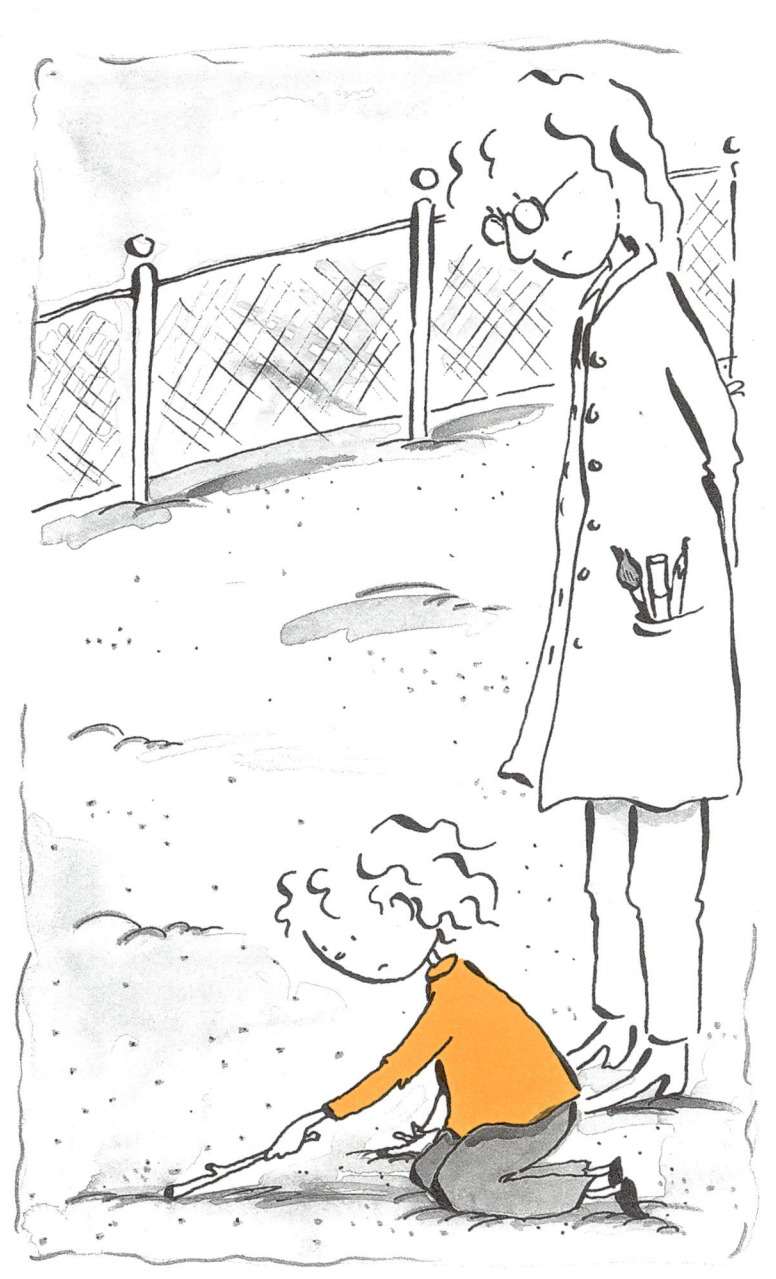

"여자아이가 이 아저씨를 무서워하니?"

나는 내 그림을 보지 않으려고 눈을 감고 이를 꽉 물었어요. 여자아이의 침대에 아저씨가 누워 있는 그림이에요. 여자아이가 소리쳐요. 하지만 아무도 듣지 못해요.

코테 선생님이 말했어요.

"그림을 그려 줘서 고맙구나, 나탈리……!"

난 모두 다 지워 버렸어요. 다시 여자아이와 엄마와 아저씨를 그렸어요.

난 아무도 못 듣게 혼자 중얼거렸어요.

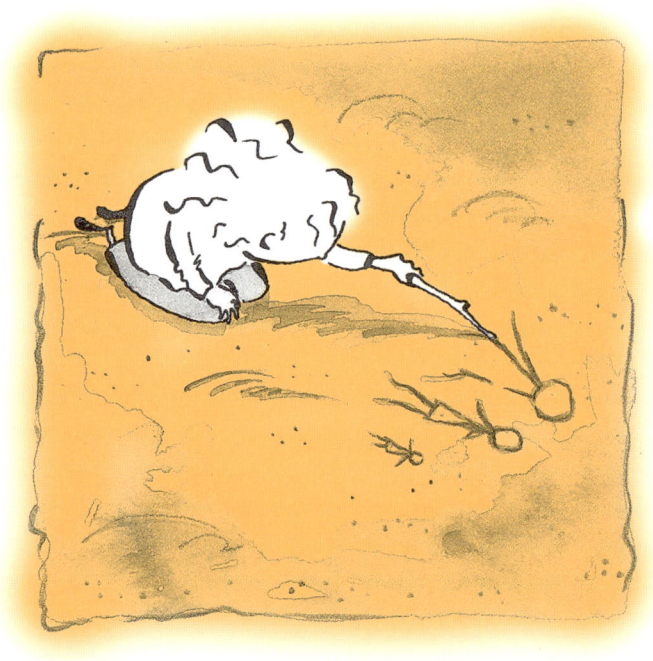

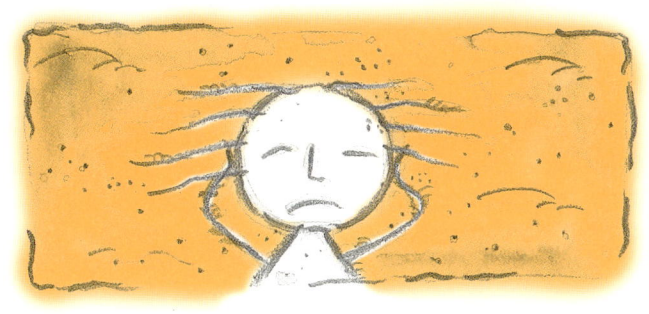

"이건 새 애인이 생긴 어떤 엄마의 이야기예요. 새 애인은 밤마다 일어나서 걸어다녀요……. 집 안을 왔다 갔다 해요……. 여자아이의 방으로 다가와요. 여자아이는 떨고 있어요……. 겁에 질려서 침대에 웅크리고 있어요."

난 더 말할 수 없었어요. 숨조차 쉴 수가 없었어요.

"여자아이한테 무슨 일이 생긴 거니?"

난 침을 꿀꺽 삼켰어요. 커다란 침대를 그리면서 말했어요.

"여자아이는 아저씨가 중얼거리는 말을 듣지 않으려고 침대 밑에 숨으려고 해요……. 여자아이는 손으로, 손가락으로 귀를 막아요……. 그래도 아저씨의 목소리가 들려요. 그 입을 아이의 목에 갖다 대고 있거든요."

더는 말이 나오지 않았어요. 무서웠어요. 온몸이 부르르 떨렸어요.

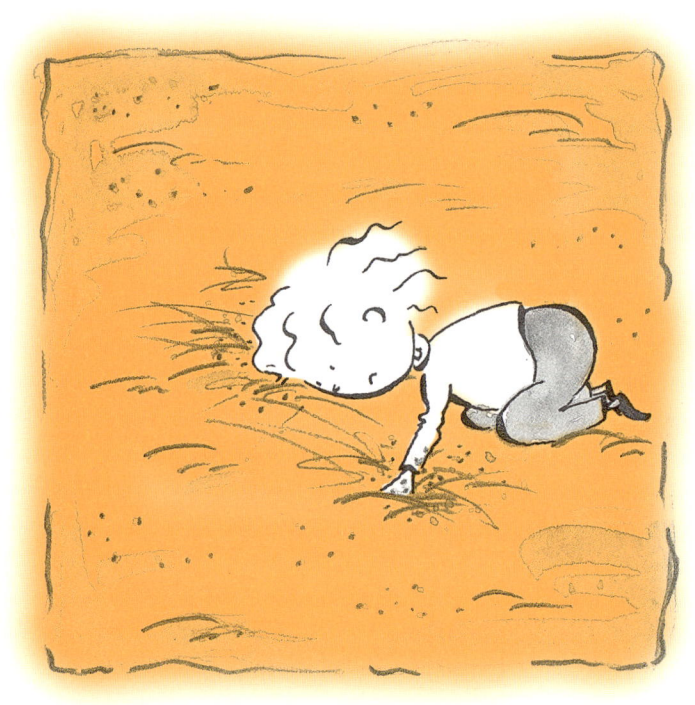

　코테 선생님이 나를 안으며 말했어요.
　"무서워하지 마, 나탈리. 그래서 그 여자아이에게 무슨 일이 일어난 거니?"
　"아저씨가 여자아이 옆에 누웠어요. 아저씨가…… 아저씨가 여자아이 잠옷 속으로 손을 집어넣어요……. 아…… 아저씨가 여자아이랑 자요……. 여자아이는…… 여자아이는 다른 걸 생각하려고 해요. 밝은 해와 예쁜 꽃밭을 떠올리려고 해요. 하지만 모든 게 까맣게 변해요."

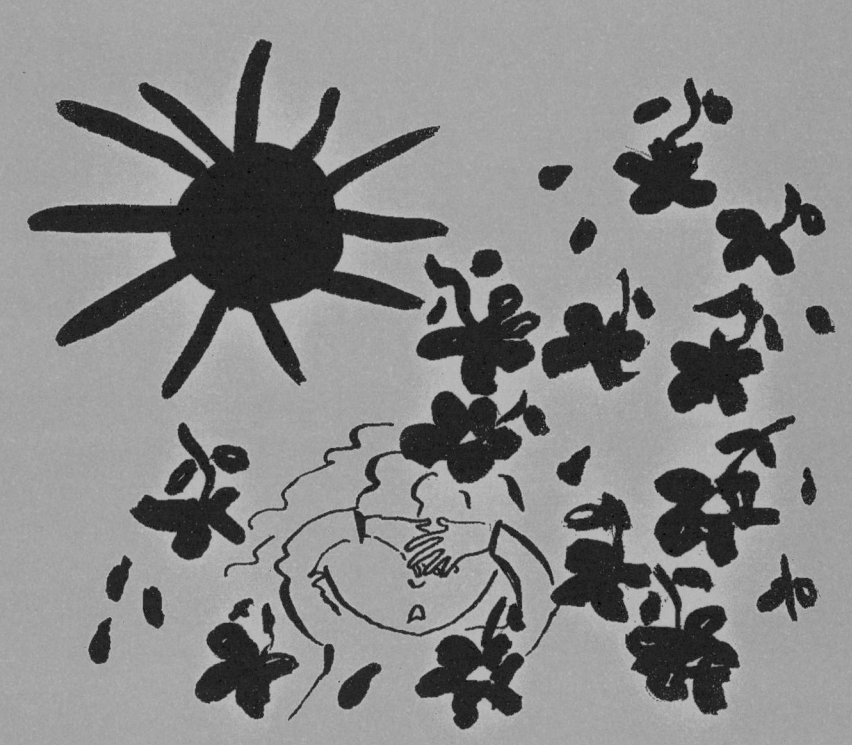

나는 더 말할 수가 없었어요. 목이 메었어요. 부들부들 떨면서 일어났어요.

선생님의 뺨에 눈물이 흘렀어요. 난, 난 더는 흘릴 눈물이 없어요. 이미 다 흘려 버렸으니까요.

내가 말했어요.

"여자아이는 퍼즐 판 같아요. 아저씨가 여자아이의 방으로 올 때마다 퍼즐 판은 산산조각이 나 버려요. 여자아이는 빈 퍼즐 판이 되고 말아요……. 그 안에는 이제 아무것도 없어요……."

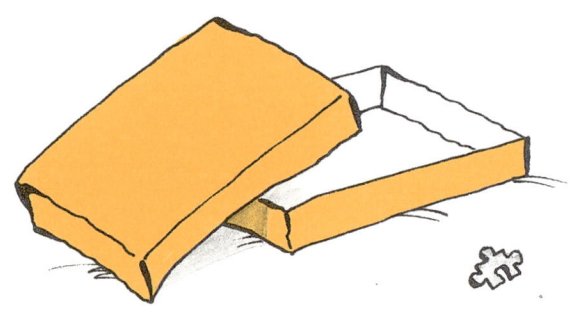

7

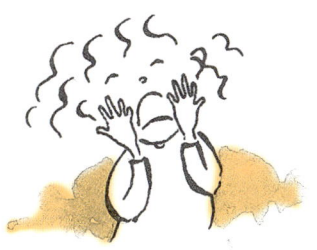

흑

난 발로 그림을 다 지워 버리고 운동장 끝까지 달려갔어요. 벽을 붙들고 엉엉 울었어요. 쉬는 시간 마침 종소리보다 더 크게 울었어요.

그리고 정신을 잃었어요.

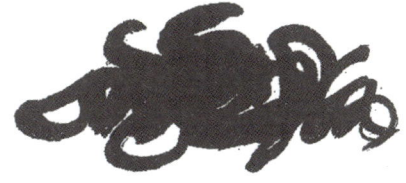

내가 눈을 떴을 때 사방에서 몰려든 아이들이 나를 쳐다보고 있었어요. 친구들의 목소리가 들렸어요.

"나탈리, 누가 널 때렸니? 왜 울어? 왜 이마에 혹이 난 거야?"

코테 선생님이 대답했어요.

"나탈리가 놀다가 담벼락에 머리를 부딪혀서 그래! 괜찮을 거야."

선생님은 나를 일으켜 세워 학교 양호실로 데려갔어요. 복도를 걸으면서 선생님이 물었어요.

"나탈리, 네 이야기의 여자아이가 선생님이 아는 아이지?"

"네……."

"여기, 우리 학교에 다니고 있지?"

"네……."

"우리 반 학생 중에 한 명이고?"

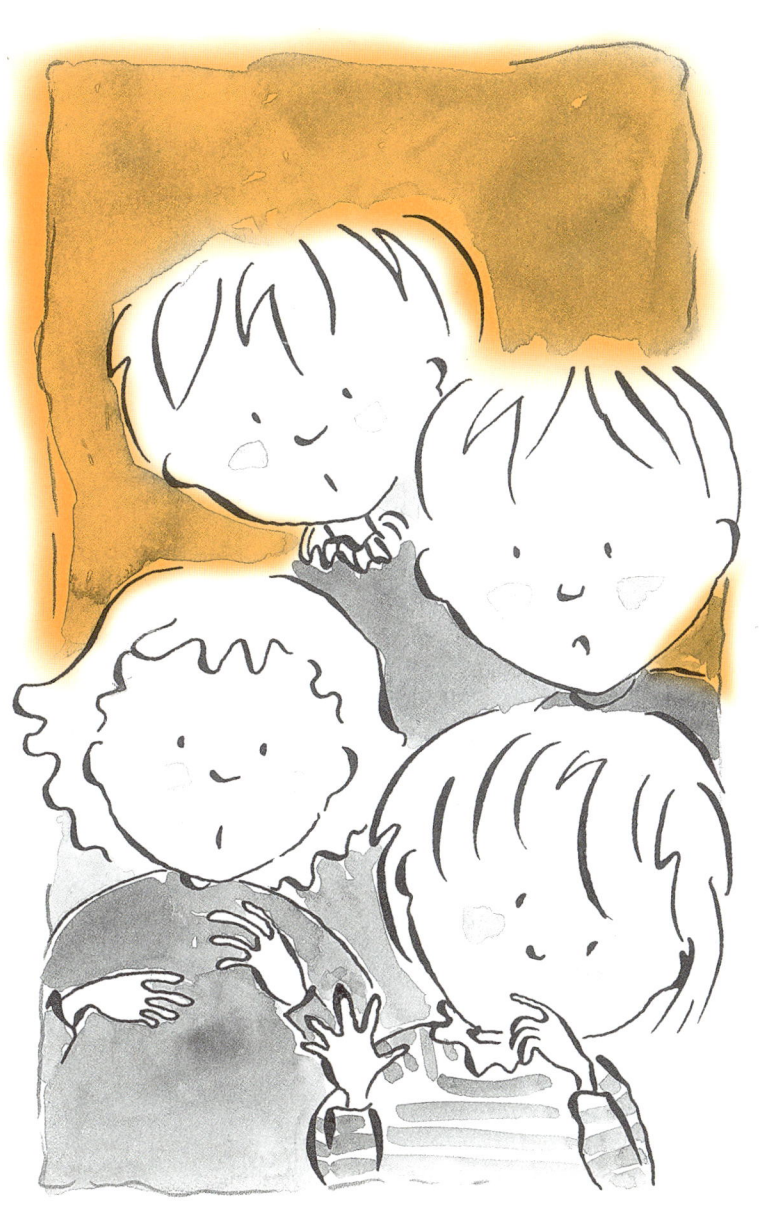

"네……."

"지금 내가 그 아이의 손을 잡고 있는 것 맞니?"

난 아무 말도 하지 않았어요. 대답 대신 고개를 끄덕였어요. 선생님이 발걸음을 멈췄어요. 선생님은 몸을 숙여 나를 꼭 안아 주었어요. 난 울음을 터뜨렸어요.

한참을 소리 내어 엉엉 울었어요. 훌쩍이며 내가 말했어요.

"그래도 엄마가 저를 사랑할까요? 선생님, 저 이제 감옥에 가야 하나요?"

"엄마는 여전히 널 사랑할 거야. 그리고 넌 감옥에 안 가. 넌 아무 잘못도 없는걸."

난 눈물을 훔치며 선생님의 말을 따라했어요.

"난 아무 잘못도 없어…… 난 아무 잘못 없어……."

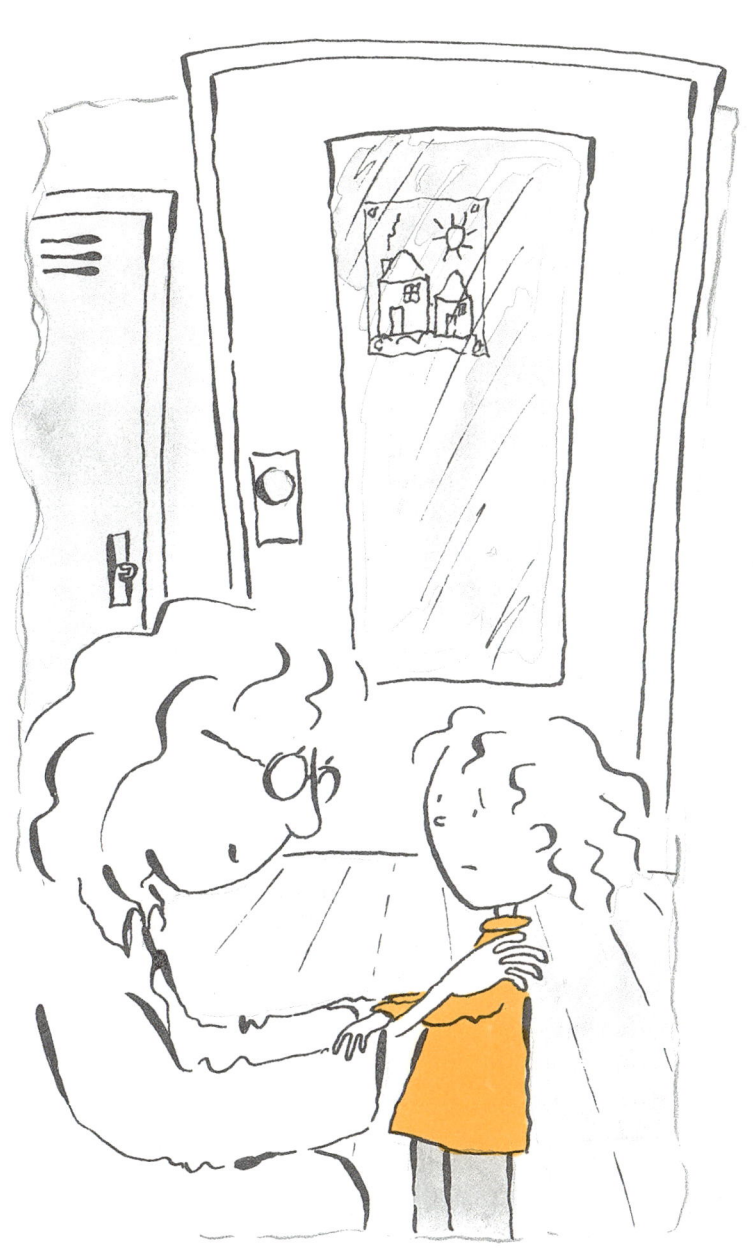

8

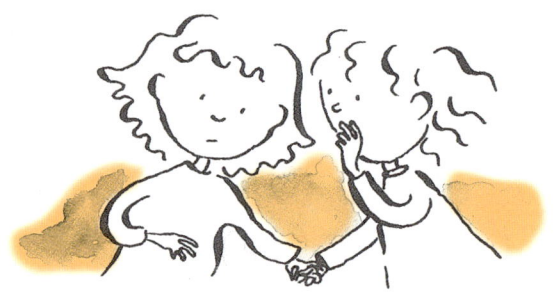

비밀을 말했어요

 코테 선생님이 내 눈물을 닦아 주었어요. 선생님은 내 손을 잡고 양호실로 갔어요.

 비밀을 말하고 나니까 그동안 지고 있던 짐이 둘로 나뉜 것 같아요. 전보다 반은 더 가벼워진 것 같아요. 양호실에 가서도 얘기할 거예요. 그러면 짐은 또다시 반으로 가벼워지겠죠. 엄마한테도 말할 거예요. 아빠한테도, 또 나를 항상 '귀여운 우리 나탈리'라고 불러 주는 할아버지한테도 말할 거예요.

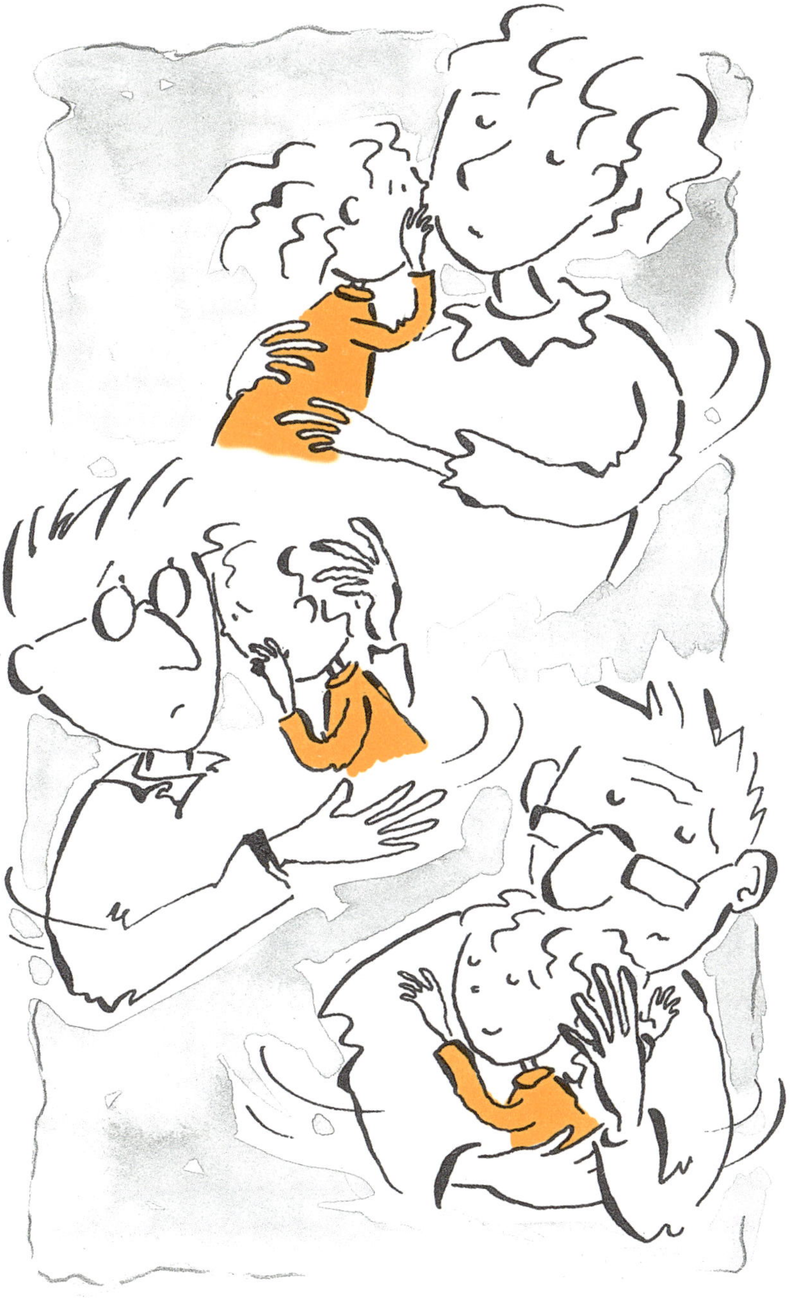

그러면 내 비밀은 몇 배는 더 가벼워질 거예요.
 또 줄리한테도 말할 거예요. 줄리는 샹탈에게, 샹탈은 쥘리앙과 파트리스에게 말하겠죠. 그러면 내 비밀은 나비만큼이나 가벼워질 거예요…….

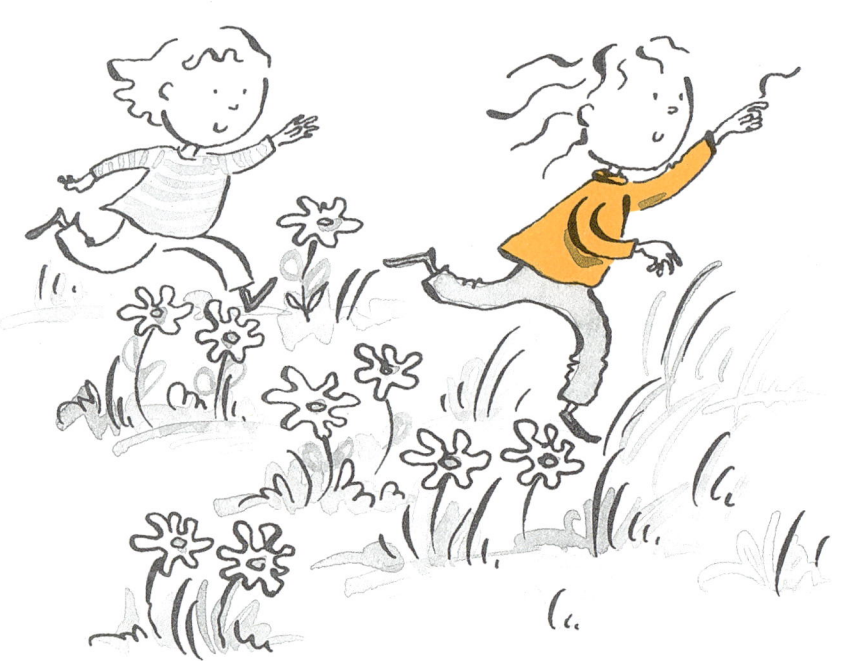

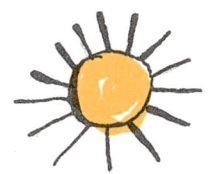

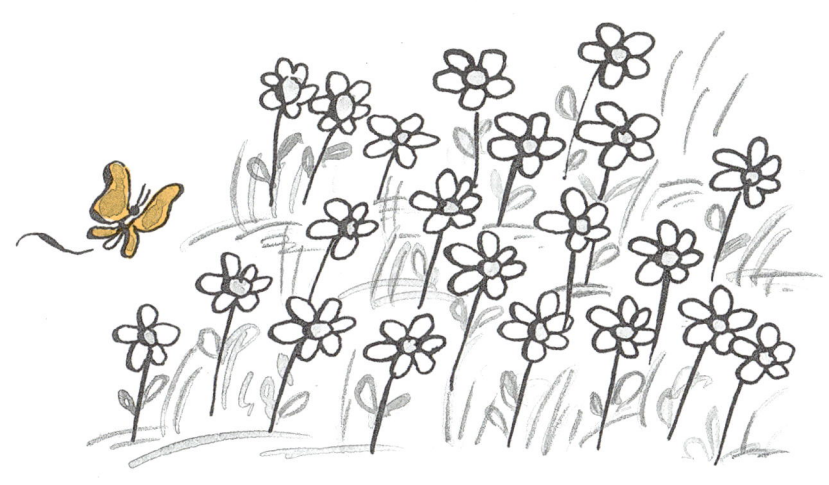

양호실로 가면서 미술반 앞을 지나갔어요. 어서 그림을 그리고 싶어요. 따뜻한 햇살 아래 예쁜 꽃밭을 신나게 달리는 여자아이를 말이죠.

아버지의 마음으로

저는 교육자도, 교사도, 아동 성폭력 문제 전문가도 아닙니다. 하지만 몇몇 아이들이 겪고 있는 끔찍한 공포를 알고 있는 한 남자이고, 아버지이며 작가입니다.

저는 끔찍한 비밀을 멍에로 안고 살아가는 모든 어린이를 생각하며 제 온 마음을 담아 이 책을 썼습니다. 이 책을 통해 부모님과 선생님과 아동 사이에 열린 대화가 이루어지길 진심으로 바랍니다.

고지식하게 들릴지 모르겠지만, 이 짧은 이야기를 통해 더 이상 무서운 일들이 발생하지 않도록 예방 조치가 이루어지길 바라며, 아직도 입을 다물고 고통받는 아이들이 있다면 더 이상 가만히 있지 않기를 바랄 뿐입니다.

— 질 티보

그날을 꿈꾸며

『네 잘못이 아니야, 나탈리!』에서 작가 질 티보 선생님은 아동 성폭력의 피해자인 한 아이의 심리적인 고통과 억압을 보기 드문 감수성으로 예리하게 묘사하고 있습니다.

그는 이렇게 말합니다.

"여자아이가 소리쳐요. 하지만 아무도 듣지 못해요."

아이의 외침은 들리지가 않습니다. 주인공 나탈리는 사실을 말하면 감옥에 갈까 봐 무서워합니다. 이미 자기가 만든 감옥에 갇힌 것도 모른 채 말입니다. 아이는 혼란스러워합니다. 아이는 자신의 입을 틀어막고서 스스로 고통의 노예가 되어 가고 있습니다. 그래도 아이는 그 감옥으로부터 빠져나오고 싶어 합니다.

그동안 아이는 주위의 어른들에게 비밀을 털어놓으려고 얼마나 애를 썼습니까? 서툴게 말입니다. 하지만 한 번도 제대로 얘기하지 못하죠. 아이는 '왜 항상 어른들은 우리를 꼬맹이로만 생각하고, 우리가 얼마나 힘든지 전혀 눈치채지 못할까?'라고 생각하는 것 같습니다. 자상하고 세심한 미술 교사 코테 선생님이 다가오기 전까지 말입니다. 코테 선생님은 아이의 말에 귀를 기울입니다.

선생님은 아이의 이야기를 들으면서 아이가 지고 있는 멍에는 아이 스스로 벗어 버릴 수 없다는 사실을 알려 줍니다. 그리고 그 멍에를 벗어 버릴 수 있는 방법을 가르쳐 줍니다. 바로 비밀을 털어놓는 것이죠.

등에 집을 이고 사는 건 거북이나 그렇습니다. 마음속에 감옥을 짓고, 그 속에 갇혀 사는 건 정상적인 아이의 모습이 아닙니다. 전 나탈리처럼 무거운 짐에 짓눌려 헤어 나오지 못하는 아이들을 보면 이 문제는 아이들의 침묵 때문이 아니라 그것을 헤아려 보지 못하는 우리 어른들의 문제는 아닌지 자문해 봅니다.

다행히도 우리 손에 들려 있는 이 책에는 희망이 있습니다. 전 질 티보 선생님이 문제를 제대로 인식하고 이 책을 썼다고 생각합니다. 왜냐하면 아동 성폭력 예방을 위해 함께 일했기 때문입니다. 전 그때 선생님이 한 남자로서 그리고 한 아버지로서 얼마나 힘들어했는지 잘 알고 있습니다.

선생님, 전 당신이 괴로워하지만 않고 이 책을 만들어 줘서 정말 기쁩니다.

이 슬픈 주제에 대한 솔직한 이야기와 열린 대화가, 문학 작품이든 교육 지침서든 혹은 공식적이든 비공식적인 형태이든 간에, 많아지면 많아질수록 상처받는 아이들은 점점 줄어들 것입니다.

저는 소망합니다. 『네 잘못이 아니야, 나탈리!』를 통해 아동 성폭력이라는 민감한 문제에 대해서 어른들과 아이들 사이에 특별한 시간이 많이 생기기를. 상처받은 아이들이 여전히 침묵하는 한 가해자들은 버젓이 활개를 치고 다닐 것입니다.

저는 피해자인 아이들이 더 이상 고통받지 않고, 모두 자발적으로 치료에 응하게 되는 그날을 꿈꿉니다.

또한 모든 아이들이 그들의 해맑은 웃음과 행복한 유년기를 빼앗아 가려는 누군가에 대항해 맞설 수 있을 만큼 충분히 자유롭고, 충분히 강하고, 그리고 충분히 사랑받는 그날을 꿈꿉니다.

— 조슬린 로베르(교육자, 성의학자, 작가)